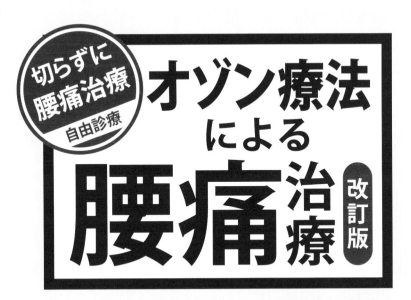

切らずに
腰痛治療
自由診療

オゾン療法
による
腰痛治療 改訂版

医学博士 野中 家久

医療法人青心会　郡山青藍病院
名誉院長　総合診療科

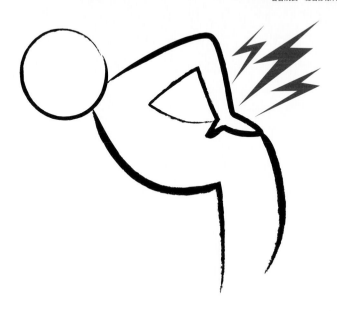

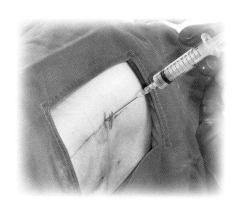

オゾンによる経皮的椎間板減圧術【PODD】施術の様子

はじめに

　無理な姿勢を続けたり、ふだん使っていない筋肉を使ったことで起こるつらい腰の痛み。ある日突然、腰に襲ってくる激痛。その腰の痛みを想像するだけでゾッとする人が多いのではないでしょうか。それくらい"腰痛"は現代人にとってとても身近な症状です。

　クシャミで起き上がることができなくなって、救急車で運ばれてきた患者さんもいます。普段の生活の中には腰痛を引き起こす場面が多々ありますが、その痛みとつらさは経験者にしかわからないつらいものです。腰痛の原因には、よく知られている『腰椎椎間板ヘルニア』や『腰部脊柱管狭窄症』以外にも様々なものがあります。

　その治療法は、悩んでおられる症状や個々の原因に合わせて様々です。

　その中で本書では特にお勧めしたい『オゾン療法』についてご紹介したいと思います。

　オゾン療法は、副作用がほとんどなく、痛みも少ない治療法です。オゾン療法の先進国イタリアでは一般的に行われている治療であり、日帰りのできる画期的な治療法です。

私は長年腰痛治療を行ってきました。私の病院では腰痛で悩まれている人たちのために、早くから『腰痛専門外来』を設け、腰痛の専門治療にチーム体制で取り組んできました。その始まりは30年近く前のことです。

　私には2歳違いの弟がいます。その弟がゴルフで腰を傷めて動けなくなったことがありました。診てもらった整形外科での治療は、腰部に注射と薬、腰を固定するベルトなどでした。少し良くはなりましたが、彼はいわゆる"腰痛持ち"になりました。

　腰痛に悩まされていた弟は、『レーザー治療』を行っている先生がいるという話を耳にして、1度行ってみたいから私について来てほしいと言いました。

　その先生というのが、後に枚方で開業されていた大阪医科大学整形外科の丸茂先生[1]でした。先生の治療に立ち会わせていただいて、初めて『レーザー治療』経皮的椎間板減圧術【ＰＬＤＤ】というものを目の当たりにしました。「なんてすごい治療法があるのだろう！」と驚きました。見る見るうちに弟の腰痛が治ったのです。

※1　丸茂　仁先生　1966年大阪医科大学卒業。大阪医科大学付属病院整形外科助手を経て1976年より北摂病院整形外科部長。1979年丸茂病院(現、水無瀬病院)開設。1993年よりレーザーによる椎間板ヘルニア手術に取り組む。日本整形外科学会、日本レーザー医学会、日本救急医学会、国際レーザー医学会、西太平洋レーザー医学会、国際ヤグレーザー学会等に所属。

私は「良かったら私にもその技術を教えてください」と先生にお願いしました。

その頃私は整形外科医ではなく外科医でしたが、あの時代は外科も整形外科も麻酔科も区別なく同じように治療従事していたので抵抗はありませんでした。

私が1984年（昭和59年）3月に郡山青藍病院を開業してから3～4年経った頃のことです。知り合いの外科の先生と3人で丸茂先生から実際にその手技を教えていただきました。それが私が腰に対する治療に関心を持った第一歩でした。

私は、医学には垣根はなく、「患者さんの治療に役に立つものならどんどん取り入れていくべきだ」と考えています。その考え方の基本にあるのは「痛みを取る！」という強い気持ちです。それは今でもブレることなく変わっていません。痛みの改善ができると聞けば何でも試してみようと思い、行動してきました。東洋医学にも興味があったので中国へ鍼治療の勉強にも行きました。

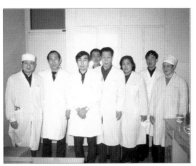

中国での鍼治療の研修にて
（北京中医学院）

腰痛の学会に行きながらレーザー治療の研究会にも参加して知識を少しずつ深めた私は、1995年より『腰痛専門外来』を発足させてレーザー治療をスタートさせました。25年が経ち、今では症例数は2,800例を超えています（2020年現在）。

　レーザー治療で実績を積んでいた私は、『オゾン療法』という画期的な治療法に出会いました。日本ではまだ酸化療法研究会（現・日本酸化療法医学会）ができたばかりで、オゾンを血液に取り込んで免疫力を高める『血液クレンジング療法』が知られるようになってきたところでした。たまたま研究会の発表で、海外で椎間板ヘルニアにオゾン注入による治療で良い結果が出たと聞き、文

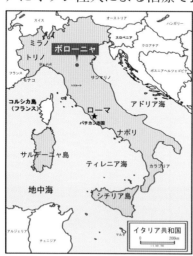

献を調べたところイタリアの病院が椎間板ヘルニアの症例をたくさん持つことがわかり、その技術を学びにイタリアへ向かいました。目指したのはイタリアのボローニャ地域の保険サービスに属する4公立病院の1つ、ベ

ラーリア病院でした。ここには脳神経センターがあり、当時ディレクターだったレオナルディ先生[※2]に面会をお願いしました。日本人が勉強に来るのは初めてなので手続きが大変でしたが、許可を得て病院のオゾン／酸素注入治療チームの治療を見学・研修させてもらいました。帰国後、2013年に私は日本で初めてオゾンを使った腰痛治療をスタートさせ、7年で症例数は300例を超えました。

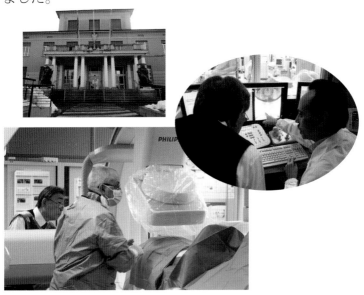

イタリア・ベラーリア病院での見学・研修風景

※2　Marco Leonardi 先生　1996年9月1日〜2005年まで Bellaria 病院の脳神経センターのディレクターを務める。現在はボローニャ大学神経放射線科の名誉教授。Bellaria 病院には372病床あり、その中でも神経外科と神経内科が優れている。特に神経放射線科が有名。

正しい知識と技術、精度と安全性に優れた機器を使って治療している私たちのもとでは、たくさんの人がレーザー治療、オゾン療法によってあのつらい腰痛から開放されています。

　まだまだ認知度も低く、技術を持つ医師も少ない状況ですが、この本で少しでもオゾン療法が理解され、治療法の選択肢の1つとして選ばれるようになり、多くの人が腰痛を克服できればとても嬉しく思います。

　そして、医療の現場にいる人たちにも興味を持ってもらえ普及していくことを切に願っています。

医学博士／総合診療科／郡山青藍病院名誉院長

野中　家久

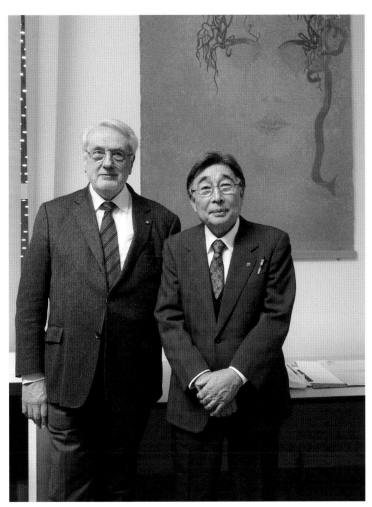

（左）イタリア　ペラーリア病院のレオナルディ先生

目　次

第 1 章

「腰痛」とは何か？

腰痛とはどんなものでしょう？

　人間が２本足で立って歩くようになってから、重力が縦にかかるので腰への負担は大きくなりました。『腰痛』は"二足歩行の人類に課せられた運命の病"といってもいいものです。

　人の体は頭からおしりの先まで伸びている『背骨』によって支えられています。

　頭、手、足など体の主な骨はみんな背骨につながっていて、背骨が体の姿勢を保っています。それに加えて私たちは２本足で直立して歩くので背骨にかかる負担は相当大きいといわれています。

　私はよく「疲れたら立ちなさい」とお伝えします。

「立っているより座っ

《 背骨の役割 》

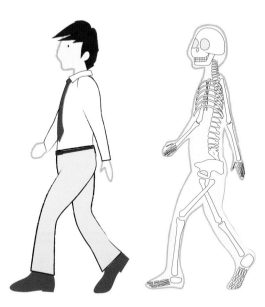

ている方が腰に負担がかかります」そうお話しすると、皆さん驚かれます。座ると上半身の負荷がすべて腰にかかります。立てば他の筋肉が支えてくれるので楽になるのです。

　姿勢の変化と椎間板内圧を調べたグラフがあります。

　体重70kgの人が立っているとき、腰骨には100kgの圧力がかかることが示されています。楽なように思う"背筋を伸ばしてイスに座っているとき"には腰骨には140kgもの圧力がかかっているというのです。

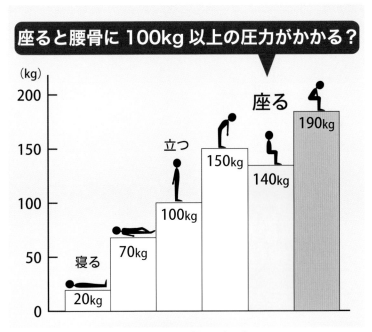

座ると腰骨に100kg以上の圧力がかかる？

姿勢の変化と椎間板内圧 〔Nachemson,1976〕
（体重70kgの人）

座り方でも腰への負担は変わります。イスに座るときは深く腰を掛けておしりを背もたれにピッタリつけます。背中と背もたれの間が空いていると背中の筋肉が姿勢を保とうとするので疲れます。できるだけ後ろに腰掛けて背もたれに背中をつけて座ってください。背もたれを使う方が腰のためには良く、空いてしまうときはクッションや座布団で腰を支えてあげるのがベストです。もしイスの背もたれを選べるなら、座面から高いものを選んでください。

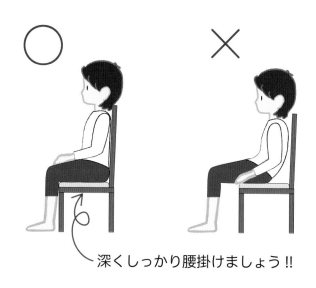

深くしっかり腰掛けましょう!!

　悪い姿勢や肥満も腰痛の原因になります。肥満になる

と腰椎の前弯が強くなり、骨盤は前に傾斜します。肥満ではないですが、女性が妊娠してお腹が大きくなるとやはり腰への負担は大きくなります。

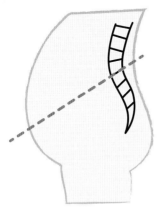

肥満により腰椎が前弯傾向に
なり骨盤は前へ傾斜する

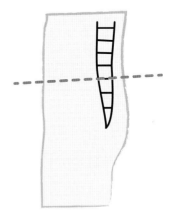

肥満のないときは平背になる

　腰痛になる人はたくさんいます。でも、たいていの人はその痛みを「ちょっと無理したから」「疲れたから」など原因をはっきりと追求しないままにしています。良くてマッサージなどをしてすぐに治るだろうと放っておくことが多いのです。

　でも、一番大切なのはその腰痛がどうして起こったのか、どうして痛みが続くのか、どうすれば楽になるのかをしっかり把握することです。

背骨の仕組み

　腰痛を理解するために、まず背骨の仕組みを知っておきましょう。

　背骨は『椎骨』という24個の骨が重なってできていて骨と骨の間にはクッションの役割をする椎間板があります。それを支える筋肉や靭帯も大切なものです。背骨の中央には『脊柱管』という脊髄神経が通る縦に長い孔があります。そして、それぞれの節に『椎間関節』という関節があるので腰をかがめたり伸ばしたりという柔軟な動きができます。

　腰骨を支えている椎間板は老化が早く、その老化はなんと20代後半から始まるのです。

　背骨を縦に割ると、中に神経が通っているのがわかります。この神経は脳と体の各部を連絡する大切なネットワークを担っています。背骨の中の神経から枝分かれした神経は足に向かって伸びています。足の神経は腰の神経とつながっているのです。腰（背骨）に異常があると腰の神経が障害を受けて足に症状が出ます。年齢を重ねると腰のあたりに障害が起きやすいといわれています。

　腰の部分にあたる腰椎は5個ですが、腰痛を起こすと

きにはこれらの構造を支える靭帯や筋肉、それを機能させる神経なども関わってきます。一般的に腰痛の多くは、椎骨を連結する椎間板や椎間関節の変性、椎骨の変形、または周辺の筋肉や支えられている靭帯が損傷することによって発生します。

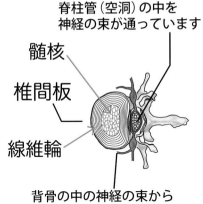

脊柱管（空洞）の中を
神経の束が通っています

髄核

椎間板

線維輪

背骨の中の神経の束から
枝分かれした神経（神経根）は
足へ向って伸びています

《 腰椎の断面図 》

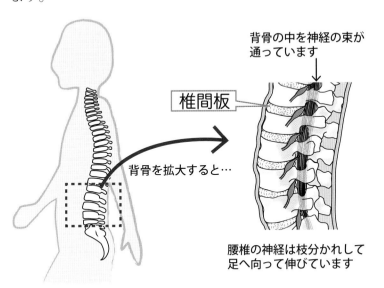

背骨の中を神経の束が
通っています

椎間板

背骨を拡大すると…

腰椎の神経は枝分かれして
足へ向って伸びています

《 腰椎のしくみ 》

19

腰痛の疾患

　腰痛の主な原因になる腰椎やそれを取り巻く支持組織の異常で起こる代表的な疾患をご紹介しましょう。

【腰痛症】比較的軽い慢性腰痛のタイプ

姿勢性腰痛

同じ姿勢
悪い姿勢
⇩
血液循環悪化
⇩
老廃物が溜る

筋・筋膜性腰痛

痛みや悪い姿勢が長く続くと筋肉が緊張・疲労し、炎症はさらに悪化する

心因性腰痛

原因がはっきりしないとき
⇩
精神的ストレスが痛みを増幅する

《 治療について 》

■姿勢性腰痛、筋・筋膜性腰痛、心因性腰痛ともに痛みが強ければ、消炎鎮痛剤や筋弛緩剤を服用する。

■悪い姿勢を矯正する、温める、腰痛体操など血行改善、筋力アップを図る。

■心因性腰痛で心理的ストレスが特に強い場合は、精神安定剤や筋弛緩剤を使用する場合もある。
レジャーや趣味でストレス解消を図る。

■ 腰椎捻挫
<ruby>腰椎捻挫<rt>ようついねんざ</rt></ruby>

　一般に『ぎっくり腰』と呼ばれているものです。腰に大き過ぎる圧力が加わると、いわゆる"魔女の一撃"といわれるほどの激痛が襲います。運動不足や筋力の低下が原因で、椎間板ヘルニアにそのまま移行してしまうこともあります。

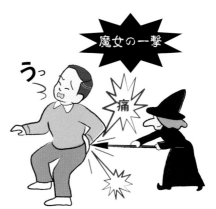

■ 変形性脊椎症（腰椎症）
《 変形性脊椎症（腰椎症）の原因と症状 》

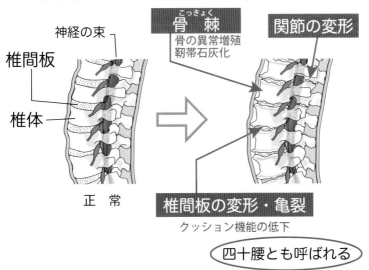

神経の束
椎間板
椎体
正常

骨棘
骨の異常増殖
靭帯石灰化
関節の変形

椎間板の変形・亀裂
クッション機能の低下
四十腰とも呼ばれる

《 変形性脊椎症（腰椎症）の原因と治療 》

・中年以降の人
・力仕事をしていた
・中年太りだ

⇩

◎ 腰が重い
◎ 鈍　痛
◎ しびれ
◎ 激　痛

治療法 ❶

消炎鎮痛剤・筋弛緩剤
の投与

治療法 ❷

柔軟体操・温熱療法
入浴

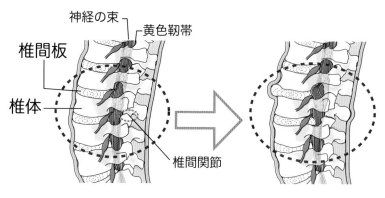

神経の束
黄色靭帯
椎間板
椎体
椎間関節

年をとると骨やクッション（椎間板）の
弾力性がなくなり、変形します

⇩

痛みやしびれ

椎間板

脊柱管内の神経束や椎間孔の
神経束が圧迫されて
痛みやしびれが起こります

腰椎の断面図

■ 椎間板ヘルニア
<small>ついかんばん</small>

　ヘルニアとは、"脱出"や"飛び出た"という意味です。椎間板は腰椎のクッションです。老化や変形によってそのクッション機能が低下したところに、急性・慢性の負担が腰にかかると線維輪に亀裂が入り、内部の髄核が裂け目から飛び出して神経を圧迫します。これが椎間板ヘルニアです。

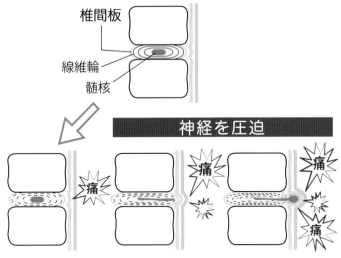

正常な椎間板

椎間板　線維輪　髄核

神経を圧迫

痛　痛　痛　痛

線維輪の断裂が起こる

髄核が移動して脊柱管内の神経束や椎間孔の神経束が圧迫されて痛みやしびれが起こる
膨隆ヘルニア

髄核が線維輪から飛び出す
脱出ヘルニア

ヘルニアによって足に向かう神経根や馬尾神経が圧迫されるため、急激な腰の痛みや片方の足にしびれや痛みが起きるのが特徴です。椎間板の老化は20代後半から始まり、20代〜40代に多く発症しています。

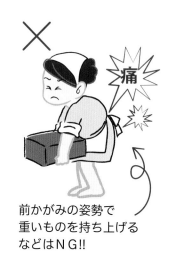

前かがみの姿勢で
重いものを持ち上げる
などはＮＧ!!

治療法は…
とりあえず膝を曲げて
横になりましょう！
痛みが軽減したら整形外科を
受診してください。

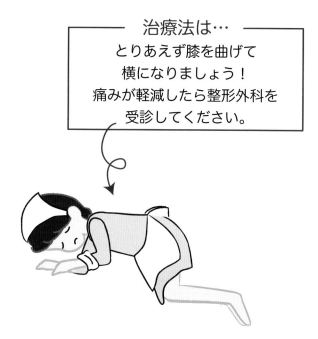

■ 脊椎分離症
<ruby>脊椎分離症<rt>せきついぶんりしょう</rt></ruby>

　椎骨には上関節突起、横突起、棘突起など、いくつかの突起があります。激しいスポーツなどで突起部分に負荷がかかると疲労骨折を起こし、椎体骨がずれて神経に触ることで痛みが生じます。スポーツ選手や若い人に比較的多い病気です。ただ、激しい運動をしなければ痛みは軽く、通常の生活ができるのでほとんど自覚症状のない人も多い疾患です。

■ 脊椎すべり症
<ruby>脊椎<rt>せきつい</rt></ruby>すべり症

　前述の脊椎分離症が原因で腰椎のどれかが前後左右どこかの方向にずれて起こる症例です。

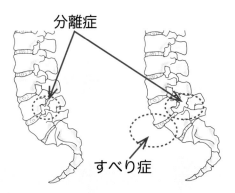

分離症

すべり症

【 脊椎分離症と脊椎すべり症 】

脊椎すべり症 には2種類あります

　・分離症を合併したもの
　・変性すべり症

◎ 腰が重い、疲れやすい、腰痛　⇨　コルセット
◎ 無理な運動は避ける
◎ 腰の筋肉・腹筋など筋力アップ！

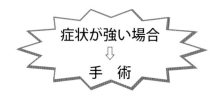

症状が強い場合
⇩
手　術

■ 腰部脊柱管狭窄症
（ようぶせきちゅうかんきょうさくしょう）

　狭窄とは "狭くなる" という意味です。骨や椎間板は主に老化によって弾力性がなくなり、変形します。脊柱管の背中側の部分が分厚くなったり、変形したり、椎骨がずれるなど神経が通っている脊柱管が狭くなって神経を圧迫し、痛みやしびれなど様々な症状が出ます。高齢者の腰痛の原因に一番多い症例です。

　主に歩いているときにおしりの周りや太もも、ふくらはぎ、足先など腰から下に症状が現れるのが特徴です。歩き始めると痛みや症状が現れ、少し休むとラクになります。これを『間欠性跛行』（かんけつせいはこう）といいます。前かがみになると症状がやわらぎます。

【腰部脊柱管狭窄症の症状】

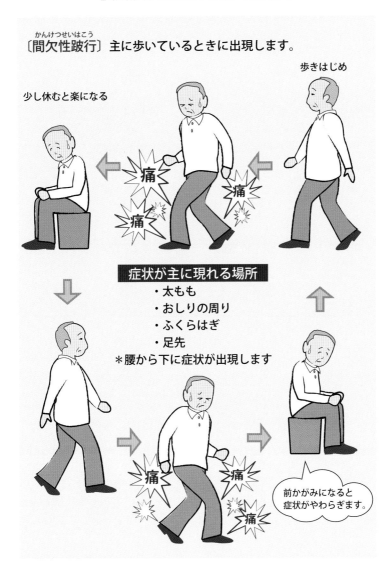

〔間欠性跛行〕主に歩いているときに出現します。

歩きはじめ

少し休むと楽になる

症状が主に現れる場所
・太もも
・おしりの周り
・ふくらはぎ
・足先
＊腰から下に症状が出現します

前かがみになると
症状がやわらぎます。

痛

【腰部脊柱管狭窄症の状態】

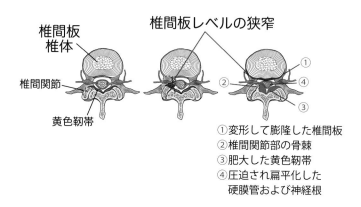

椎間板レベルの狭窄

椎間板
椎体

椎間関節

黄色靭帯

① 変形して膨隆した椎間板
② 椎間関節部の骨棘
③ 肥大した黄色靭帯
④ 圧迫され扁平化した
　硬膜管および神経根

【腰部脊柱管狭窄症の診断】

好発年齢	50歳以上
性　　別	男性に多いが、変性辷り（分離のない辷り）では女性が多い。
経　　過	慢性に進行し、増悪する。
自覚症状	間欠性跛行、腰痛、下肢しびれ、下肢痛

【診断方法】

後屈位保持テスト

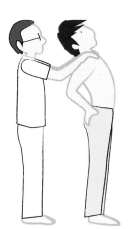

Kemp テスト

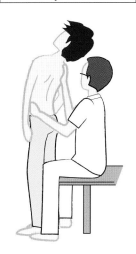

【治療法】

■保存的治療法
　主として鎮痛剤を使用する。
　局所麻酔剤を神経の周囲に注射（神経ブロック）
　する、など。

■手術的治療
　脊柱管の狭窄原因部分を取り除く。（除圧）
　　　　　　　　　⇩
　これによって神経・血管の圧迫が解放。

■ 骨粗鬆症
こつそしょうしょう

　新しい骨を作る力が低下し骨量が減ることですぐ骨折したり、背中が丸くなったり、身長が縮むなどの症状がでます。中高年の女性に多く高齢化とともに増加します。

　最近では外科以外でも骨密度の測定ができるところが増えています。一度自分の骨密度を確認してみると良いでしょう。いつの間にかおきている骨折を見つけることがあります。

《 骨粗鬆症の治療法 》

◎　栄養バランスの良い食事と適度な運動

◎　カルシウム剤、ビタミンＤなどの服用

◎　カルシトニン治療

◎　女性ホルモン療法

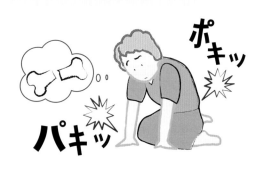

■ その他の腰痛症

　その他にも、腰痛はさまざまな要因が関係して起こることもあります。思いもよらない病気が隠れていることもあるのでしっかりその原因を見極めることが大切です。

骨粗鬆症による圧迫骨折

男性　82歳

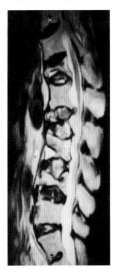

乳がんの胸椎転移

女性　73歳

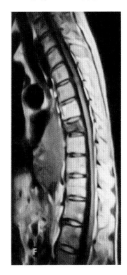

左・卵巣嚢腫の茎捻転

女性　73歳

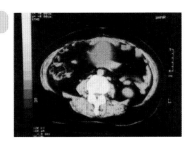

第 2 章

腰痛の診断と治療

診察のときは受診するまでのことも話す

　診察のとき、なかなか伝えてもらえないけれど聞かせてもらうと参考になるということがあります。

　初診時に、症状や思い当たる原因などは聞けるのですが、症状が出てから来院するまでの対処についてはあまりお話になりません。特にカイロプラクテイックや整骨院、鍼、マッサージなどへ通っていたこと、他の病院で治療を受けていたことなどです。腰痛を慢性的に抱えている人ほど聞かせていただけません。

　病院でなくてもそこで症状が少しでも良くなったのであれば、民間療法でも続けて良いと思います。私は東洋医学にも興味があり、鍼の勉強もしていましたので病院以外はダメだとは思いません。ただ、最近は減ったと聞いていますが、骨をボキボキ鳴らすなど激しい施術のところはお勧めできません。

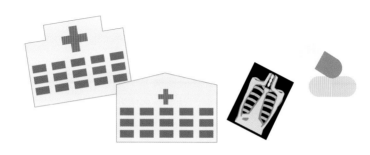

　治療の目安として週に２回、２週間通って改善がない場合は治療法を変えた方が良いでしょう。腰痛の症状が３ヶ月も持続するときは次の治療を考えるべきと思っています。病院も同じです。合わなければ転院すれば良いのです。「昔から知っているし、他の施設に行きたいとはとても言えない」など気にする声をよく聞きますが、セカンドオピニオンを受けることに罪悪感を感じることはありません。最近では病院側もそれが一般的になってきています。

　お話の中で判断できることも多いので、どんな治療をしていたかはぜひ伝えていただきたいと思います。

　逆に治療を受けて少し良くなったからと、通うのを止めてしまう人がいます。焦らず、治療を信じて結果が出るまで待ってほしいと思います。

　自己判断せずに、何かあったらまず相談してください。

腰痛の診断

　腰痛の診断はどのようにして行うのでしょうか。実際の診察を簡単にシミュレーションしてみましょう。

　腰痛で病院へ行ったことのある人はいくつか「ああ、あのことか」と思い当たることがあると思います。

　まず、症状をお聞きし問診・触診など『身体診察』を行い、神経学的な所見を取りながら診断を進めていきます。その身体診察のひとつに『ＳＬＲ検査』というものがあります。

　「では、ベッドに仰向けになって寝てください」と診察時にいわれ、ベッドで足をあげる検査です。足を上げて神経学的な異常が出るかどうかを簡易に測定します。

　このとき、自分で足をあげるのではなく、医師に任せることがポイントです。病気があると、ある程度上げた段階で膝の後ろから腰にかけて突っ張ってきたり、太ももの後ろからふくらはぎの後ろのしびれ、もし

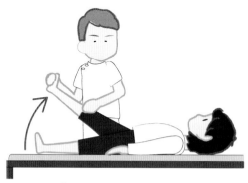

ＳＬＲ（Straight Leg Raising Test）検査

くは腰の痛みが出て上がらなくなります。正常な人は、90度まで上げても何ともありません。痛みのある人には「坐骨神経根症がある」という診断になります。これは神経根への圧迫がひどくなっていることが原因です。30度、45度、60度、90度……と、ゆっくり上げていき、診断していきます。角度が低いほど悪く、ひどい人は少し上げただけでも痛くて上がりません。

　医師は角度やバランスだけ診ているのではなく、足を上げていくときの違和感で見極めます。

　しかし、ヘルニアの圧迫の場所や程度によっては、普通に上がって痛みが出ない場合があります。しかし、必ずしも異常がないというわけではないので、その他の検査も組み合わせて総合的に判断していきます。

『足の背屈』というテストもします。足先を背屈してもらって医師と力比べをするテストです。異常があると筋力の左右差が出ます。

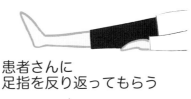

患者さんに
足指を反り返ってもらう

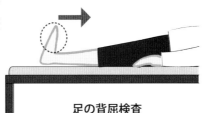

足の背屈検査

身体診察だけでは最終的な診断はつきません。的確な診断のために『画像診断』というものが大事になります。画像診断には、レントゲン撮影やＣＴ^{※3}、ＭＲＩ^{※4}検査というものがあります。特にＭＲＩ検査が大事で、神経や骨の状態が把握できるので診断の決め手になります。

　このように問診・触診・ＳＬＲ検査・背屈検査・画像などで総合的に診断を行います。診断がつけば、それに対する適切な治療へと進んでいくことになります。

　腰痛の診断について、ぜひ覚えておいていただきたいことがあります。

　重いものを持ったり、無理な姿勢をとったときに「あ、やってしまった！　腰が痛い‼」こんな経験は誰しも一度や二度はあるでしょう。腰痛は誰にでも起きるもので決して珍しいものではありません。身近にある症状なので、痛みを感じてもそんなに重大なことと思わずに過ごす人が多いように思います。

　人間には“自然治癒力”という自分で治そうとする力があります。腰痛も、急性で一過性のものならこの自然治癒力の働きで自然に良くなることもあります。でも、専門医の受診を必要とする腰痛も多く存在するのです。

　中でも、長期にわたる痛みは要注意です。治療の方法を変える目安は３ヶ月だとお伝えしています。３ヶ月もの間、痛みが続いている場合は早く専門医にかからないと合併症が出てくることがあります。

　例えば、だんだんとひどくなる " しびれ " で歩くことが難しくなくなる『間欠性跛行』は、前章でもご紹介した『腰部脊柱管狭窄症』の症状です。一過性の腰痛ではありません。

　ひとくちに腰痛といっても様々です。長引くときは「腰痛持ちだから」とか「すぐ良くなるから」と自己判断せず、専門医を受診して原因を突き止めることをまず行ってください。原因を知った上でそれに応じた治療を行うことが大切です。しっかり治していきましょう！

◎　繰り返す痛みやしびれ。

◎　腰痛や腰から下肢にかけてのしびれなどの
　　症状が３ヶ月も続いている。

必ず
専門医を
受診！！

※３　日本語ではコンピュータ断層撮影。Ｘ線を使って身体の断面を撮影するレントゲン撮影検査の立体版で、レントゲン照射したあとにコンピュータで画像を作り出す。
※４　日本語では磁気共鳴画像。大きな磁石と電波を使って臓器などの状態を画像として記録し、診断を行う。人体の任意方向の断面が撮影できるのでとても詳しい情報を得ることができる検査である。

事情によって変わる治療法

　身体診察や画像診察をした結果、この診断が出たので「治療はこれでいきます！」と１つに即断するわけではありません。腰痛の治療にはいくつかの種類があり、それぞれに特徴があってその方法も違います。

「手術するほどではないが、診断としては『椎間板ヘルニア』だ」という場合は特に１つに絞らずいくつかの治療方法を選んで伝えるようにしています。

　そのとき、最初にお聞きするのは「入院しても良いから治したい」か「入院せずに早く帰りたい」のどちらを希望されているかです。このようにその人の持つ事情や希望も充分加味してお話をしながら、いくつかの方法を提示することが原則となっています。そして、そのとき一番良い方法を選んで治療を始めます。

「今入院しても良いから根本的にきちんと治しておきたい」というなら入院して手術で悪いところを除去することを勧めます。

「今そんなに悪くないのなら、とにかく早く治療してすぐに帰って社会復帰したい。リハビリの時間も取れないほど忙しい」というなら私たちが行っている『レーザー

治療（ＰＬＤＤ法）』や『オゾン療法（ＰＯＤＤ法)』、
または２つを併用した『ハイブリッドレーザー治療』を
選択して説明します。ただ、こちらは保険外治療となり
ます。

「どれを勧めますか？」と意見を求められたら、保険は
ききませんが、午前中に治療して２時間後に帰宅できる
『オゾン療法（ＰＯＤＤ法)』をお勧めします。

『レーザー治療（ＰＬＤＤ法)』や『ハイブリッドレー
ザー治療』はとても良い効果が期待できます。ですが希
望されても適用にならない場合もあります。

　例えば、椎間板が潰れてしまっているとレーザーの針
が中に入りません。針が中に入ったとしても照射し熱を
加えることで、椎間板の中で骨膜が炎症を起こしてしま
います。そうなると痛くて動けませんし、感染症や後遺
症の心配もあります。そういう治療を医師が勧めること
はありません。

『オゾン療法（ＰＯＤＤ法)』は針そのものがレーザー
治療より細いものを使用します。また熱で骨膜に炎症を
起こす心配もありませんし、オゾンの持つ抗炎症作用が、
もとの痛みにも作用しますので安全で効果的です。もち
ろん『オゾン療法』も適用にならない場合もあります。

そのときは別の治療法を紹介しています。

　どこに行っても何をしても効かないときは"最後の砦"といわれる『脊髄刺激療法』【ＳＣＳ】をお勧めしています。これは、硬膜外の中に電極を入れて痛みを和らげる方法です。

（詳しくはP.46でお伝えします）

　その他に、腰痛の鍼灸でいう"ツボ"にプラセンタ※5を注射する『プラセンタのツボ注射療法』も行っています。

　当院で行っている腰痛のプラセンタのツボ療法は、（１）三焦兪（２）腎兪（３）大腸兪の３ヶ所のツボのどれかにプラセンタの注射を行う治療法です。

　プラセンタ療法とは、胎盤（プラセンタ）から抽出されたエキスの有効成分を効果的に利用する治療法の総称です。注射や内服など患者さんに合った方法で行います。

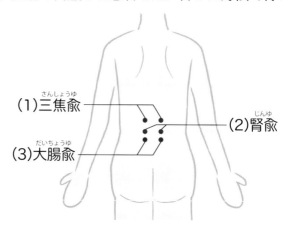

　プラセンタは新陳代謝を促進し、自律神経やホルモンバランスの調整、免疫力を高めるなどさまざまな薬理作用を持ち、医療の科目でみてみるとその効果の範囲は全身に作用することが解っています。プラセンタは腰痛にも効果的な作用をしますので、当院でもプラセンタのツボ注射療法をされている方はたくさんいます。プラセンタは肝機能や更年期障害には保険適用となっていますが、それ以外の治療に使う場合は自費診療（全額ご本人負担）となります。それでも「プラセンタを注射してから腰だけでなく体調が良い」と続けておられる方が多いことも知っておいて欲しいと思います。

※5　プラセンタは赤ちゃん誕生とともに役目を終えて体外へと排出される。しかし、この時点でも豊富な栄養と各種有効成分を多く含んでいて、動物のお母さんが出産後、プラセンタを食べて体力を回復させているのがその証拠ともいえる。

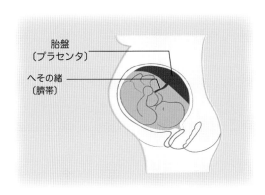

胎盤
〔プラセンタ〕

へその緒
〔臍帯〕

腰痛の治療法

　腰痛の治療法には様々なものがあります。保険が適用
されるかされないかで分かれますが、それぞれどのよう
なものなのかご紹介しましょう。

保険適用可

保存療法

　薬を飲む、湿布を貼る。電気療法、温熱療法、牽引療
法、ウォーターベッド、マッサージ、腰痛体操などのリ
ハビリ治療、神経ブロック注射などがあります。

顕微鏡下椎間板摘出術【MD法】

　全身麻酔をして顕微鏡下でヘルニアを摘出します。椎
間板ヘルニアの中～重度に適用します。いろいろなタイ
プのヘルニアに対応しやすく、ヘルニアの他にすべり症
や脊柱管狭窄症などの合併症がある場合にも対応が可能
です。切開が3～5cmになり、手術時間が約2時間、
入院も約2週間と長くなっています。

内視鏡下椎間板摘出術【ＭＥＤ法】

　痛みや麻痺の強い椎間板ヘルニアや脊柱管狭窄症の場合に適用される内視鏡を使った手術です。全身麻酔をしてうつぶせの状態で背部を約２cm切開し、筋肉を切らずに内視鏡を挿入。画像をモニターで確認しながら突出したヘルニア部分を鉗子で切除します。椎間板ヘルニアの中〜重度に適用します。

　症例にもよりますが手術時間は１時間弱と比較的短く出血も少ない手術です。入院期間は約１週間程度となっています。

脊椎固定術【ＬＯＶＥ法】

　問題のある脊椎の部分を固定することで安定をはかる手術です。靭帯・骨を切除し、神経への圧迫を開放します。大きく分けて２種類の治療法があります。

◎後側方固定術【ＰＬＦ】

　腰椎の後方からスクリューを用いて離れている椎骨を元の位置に戻すように固定します。時間の経過でスクリューが緩むの防ぐため、自分の骨や人工の骨を移植することがあります。

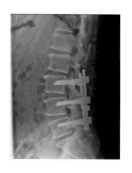
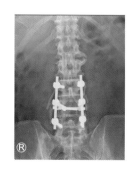

◎ 後方侵入椎体間固定術【ＰＬＩＦ】

　腰椎の後方から変性した椎間板を取り除き、それによりできた椎体の間に自分の骨や人工の骨のスペーサーを入れて固定します。安定をはかるため、スクリューを使った後方固定術を併用することもあります。

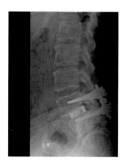
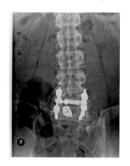

脊髄刺激療法【ＳＣＳ】

　痛みとは、信号が神経を経て脊椎に伝わり脳に伝達されて「痛み」と感じることです。そこで、脊髄に電気刺激を与えて「痛み」の信号を脳に伝えにくくし、痛みを

緩和させるのが『脊髄刺激療法（ＳＣＳ）』です。痛みの原因を取り除くのではなく「痛み」を和らげるための治療法で、腰痛の方の85％が適用となり約95％の方が効果を実感します。

　電気刺激の感じ方には個人差がありますが、トントンとマッサージのように感じる方が多いです。

　手術はまず局所麻酔で試験的（トライアル）に電気刺激を与えて効果を検討します。

　トライアル時には"リード"と呼ばれる刺激電極だけを硬膜外腔（脊髄を保護している膜の外側部分）に挿入します。その後、効果が確認され使用したいという意思があれば、次の手術で機器一式を埋め込む『本埋め込み』を行います。この手術では刺激装置自体も埋め込みます。この手術も局所麻酔で行います。

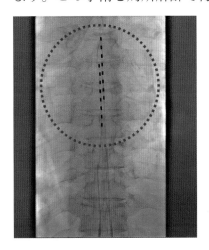
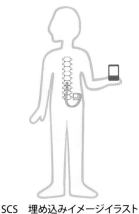

SCS　埋め込みイメージイラスト

本埋め込みの手術時間は１〜２時間程度で、入院期間は『トライアル』と『本埋め込み』合わせて１週間程度となります。

　『脊髄刺激療法（ＳＣＳ）』をされた方は１年に１回の外来受診が必要となります。装置の寿命は10年、装置の交換での入院は１泊２日です。

　また、この手術は腰痛に限ったものではありません。ペースメーカーを使用している方や一部の薬剤を服薬している方には適しませんが、次のようなケースも手術の対象となります。「他の手術で良くならなかった」「手術したが再発してしまった」「他の手術が受けられない」「腰部や頸椎の痛み、手足の痛みやしびれがあるのに原因がわからない」といった方です。このように『脊髄刺激療法（ＳＣＳ）』は、腰痛に限らず慢性的な痛み（慢性難治性疼痛）にも効果のある手術です。

ＳＣＳ法の特徴
・局所麻酔での低侵襲手術なので体への負担が小さい
・慢性難治性疼痛を緩和できる
・健康保険適用可能
・トライアルのみ：入院期間約２〜３日
・トライアル＋本埋め込み含む：入院期間約１週間

保険適用不可〔自費診療〕

経皮的レーザー椎間板減圧術【PLDD法】

　局所麻酔でメスを用いることなく、背中から針を患部の椎間板ヘルニアの部分に刺し、その針の経路（内径）にレーザーファイバーを挿入し、椎間板の中にある髄核をレーザーで焼灼します。髄核をレーザーで焼灼することで髄核に空洞ができ、減圧されて椎間板が収縮。はみ出たヘルニアを引き込みます。ヘルニアによる神経の圧迫が軽減されることで痛みを取る治療法です。ヘルニアだけでなく、非特定腰痛（原因の特定が困難な腰痛）に対しても効果があります。

　1ヶ所の施術時間は15分程度と短く、切開をしないのでほとんど出血もありませんし、手術の傷もほぼ残りません。施術後2時間程度は安静にしてもらいますがそ

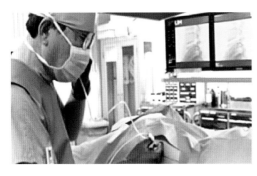

の後帰宅できるため、日帰りで手術を受けることが可能です。これは確かに優れた治療法です

が、腰椎椎間板ヘルニアの方すべてに適用となるわけではありません。脊柱管が極度に狭い方や椎間板が潰れている方などは適用外となります。椎間板ヘルニアの軽～中程度に適しています。効果はすべての方にあるわけではありません。

経皮的オゾン椎間板減圧術【ＰＯＤＤ法】

　局所麻酔で背中から患部の椎間板ヘルニアに針を刺し、針の先端からレーザーではなくオゾンと酸素の混合ガスを注入します。保存治療では効果がなく、外科手術までは必要としない軽度のヘルニアに適用され、副作用や合併症のリスクがほとんどないことが特長です。

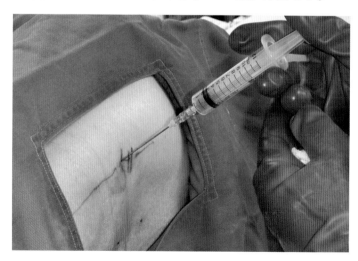

　オゾンにはヘルニアを縮小させる効果があり、その作用で神経への圧迫が軽減されます。また、オゾンによる消炎効果で炎症を起こしている患部を直接治療することにもなります。患部の消炎効果があるため、レーザー治療（ＰＬＤＤ法）が適応でない人でも治療を受けることが可能な場合があります。レーザー治療よりさらに低侵襲※6な手術で、レーザーの熱でまれに起こる椎間板炎などのリスクもありません。ただ、すべてのヘルニアに対して有効ではないため、適応の有無について診察が必要です（結果によっては複数回の施術が必要な場合があります）。原因療法（手術療法）と対症療法（保存療法）が同時に行える画期的な治療法ですので特にお勧めしたい治療法だといえます。

　オゾン療法については次の章で詳しくお伝えします。

ハイブリッドレーザー治療

　レーザーを使ったＰＬＤＤ法とオゾンによる消炎治療ＰＯＤＤ法の優れた部分を融合させた新しい治療法です。

※6　『低侵襲』は医学用語で、手術・検査などに伴う痛み、発熱・出血などをできるだけ少なくする医療のこと。内視鏡やカテーテルなど、身体に対する侵襲度が低い医療機器を用いた診断・治療のこと。患者の負担が少なく、回復も早くなる。医療行為には治療が目的であっても、何かしら患者に痛みやダメージを与える。例えば、採血では針を刺す痛み、レントゲン撮影ではＸ線を浴びるなど、これを侵襲という。

レーザーの照射によってヘルニアを引き込み、圧迫されていた神経周辺にオゾンを注入し神経周辺の痛みや炎症を抑えます。

　レーザー治療のＰＬＤＤ法にオゾンを併用することでさらに効果アップが期待できるのではないかと考えています。

　施術時間は１ヶ所につき 20 分程度でＰＬＤＤ法、ＰＯＤＤ法と同様に日帰りが可能です。 1 mm 程度の針を刺して行うので出血も少なく、手術の傷もほとんど残りません。

　私たちの病院で行っている革新治療です。

〔手術の比較〕

	レーザー治療 【PLDD 法】	内視鏡下椎間板摘出術 【MED 法】	脊椎固定術 【LOVE 法】
ヘルニア状態	軽～中度	軽～中度	中～重度
入院期間	即日退院	1～2週間	2～3週間
手術時間	15 分程度	40 分～1時間程度	2 時間
麻　酔	局所麻酔	全身麻酔	全身麻酔
皮膚切開	なし	1.5cm	5～10cm

第 3 章

『腰部脊柱管狭窄症』
『腰部椎間板ヘルニア』
に対する

「オゾン療法」って何？

"オゾン"とは？

『オゾン』は、ギリシャ語で"ニオイを発する"という意味を持つ3つの酸素原子から構成された気体（O_3）です。スイスの化学者シェーンバインが1840年に科学の実験中に発見しました。医療としてのオゾンは、その100年後に外科・歯科などに拡大利用されました。1935年第59回のドイツ外科学会で『外科におけるオゾン治療』という論文が発表され、1936年フランスの内科医が"オゾンの注腸"または"オゾンの直腸注入法"を発表しました。その報告は、腸の疾患痔裂・痔瘻・肛門周囲炎・直腸炎・細菌性結腸炎・潰瘍性直腸炎・クローン病の治療でした。

　その後、ドイツからヨーロッパにオゾンによる注腸療法が広がり、良好な結果が報告されました。1995年、脳神経外科医がオゾンを椎間板に注入することによって髄核が溶解するのを確かめたことから『オゾンの椎間板減圧術』としてヨーロッパに広まったのです。

　しかし、間違った使い方をした医師が医療事故を起こしてアメリカで全面禁止になったという過去や、オゾンが大気汚染の原因で環境を破壊するといった誤認があり、

オゾンに対してマイナスイメージができてしまいました。そのため基本的にアメリカの医療をお手本にしている日本は、ヨーロッパに比べてオゾンに対して消極的で、認知度も低くなっています。保険も適応されていません。

　オゾンには独特のニオイがあります。私の感覚では "雨上がりに森に行ったときの生臭いニオイ" でしょうか。硫黄臭ほどきつくはありませんが漏れ出せばすぐにわかります。

　高濃度のオゾンは人体に有害で、直接吸うことは絶対に禁止です。逆にいえば吸い込まなければ安全なのです。空気より重く、下に溜まるので寝ていない限り直接吸い込むことはまずありません。危険な濃度になるまでにニオイですぐに気づくので、異臭を感じたらすぐに換気すれば大丈夫です。

　オゾンの特徴として、自発的に分解して酸素に戻るので蓄積保存がほとんどできないことがあげられます。換気して外に出て行ったオゾンも、そのまま分解されて酸素に戻るので心配はありません。

　医療用のオゾン発生器では、万が一漏れたものを吸い込んでも気管支喘息や肺気腫、気管が弱い、喫煙で肺が固くなっている、などの人には良くないというレベルで

命に関わるような危険はありません。

オゾンには消炎効果があり、アンチエイジング、動脈硬化疾患、関節・筋肉などの運動疾患、そしてガン治療にまで応用されている優れた気体です。正しい知識と技術のもとで使用すれば他の医療器具同様安全で、とても優れた効力を持つ気体です。

お話ししてきたように『オゾン療法』は日本国内ではあまり知られていませんが、イギリス・ドイツ・スイス・イタリア・オーストリア・ロシアなどのヨーロッパ諸国では既に確立、認知された治療法で、ドイツでは保険の適用が認められています。オゾン療法は、ヨーロッパでは専門病院が存在するほどスタンダードで安全な治療法なのです。

> 椎間板ヘルニアの痛みを緩和する侵襲性の低い治療として、オゾンと酸素の注入が安全かつ有効であるということがサンディエゴで開催された米国インターベンショナル放射線医学会（SIR）年次集会で報告された。
> 「8,000人以上を対象とした研究で、オゾンと酸素の混合ガスを患部に注入することにより、神経への圧迫が有意に軽減され、疼痛が和らぐことが明らかになった。
> また、別の研究ではこの効果はオゾン酸化によって椎間板の容量が減り、神経への圧迫が減少することによるものであることが示された。
> オゾン酸素療法に関する研究の多くがイタリアで実施されており、同国では過去5年間で1万4,000人がこの治療を受けた。（医学会報告より抜粋）」
> 　　　　　平成27年5月に学会で発表された
> 　　　　　『オゾンによる経皮的椎間板減圧術』より

【オゾン療法により治療効果の期待できる疾患】

肩こり・慢性疲労 冷え性	血液循環の改善 細胞の修復効果
肝炎・HIV・インフルエンザ ウイルスの除去効果	血液とオゾンの反応で インターフェロンなどが産生
慢性関節リウマチの症状改善 頸椎椎間板ヘルニア 腰椎椎間板ヘルニアの治療	局所の血流を改善・消炎 鎮痛効果あり
ガン・悪性リンパ腫 白血病への効果	免疫機能を活性化
動脈硬化に起因する 脳血管疾患	脳循環を改善
狭心症・心筋梗塞などの 冠動脈疾患	冠血流を改善
末梢循環の改善	糖尿病性末梢神経障害 下肢静脈瘤の症状改善
抗アレルギー作用	アトピー性皮膚炎・気管支喘息 花粉症

日本でも酸化療法を取り入れている医療機関が、オゾンを使って次のような治療を行っています。

◎血液クレンジング療法

採取した 100 〜 200cc 程度の血液を医療用オゾンを混合して血液をオゾン化させ、活性化した血液を再び体内に戻すというものです。

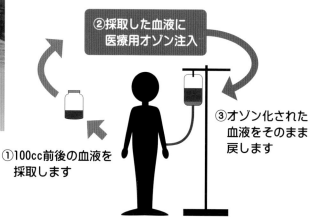

血液クレンジング
療法のボトル

②採取した血液に医療用オゾン注入

①100cc前後の血液を採取します

③オゾン化された血液をそのまま戻します

血液クレンジングは、美容面でアンチエイジングに効果的だとして女性誌などで有名かもしれません。ドイツで発祥して以来、ヨーロッパではすでに広く認知されている治療方法で、英国エリザベス女王のお母さまが、老化防止のために定期的に受けていたことでも話題になりました。

腰痛に対するオゾン療法について

　では、いよいよ私が特に勧めている『オゾンによる経皮的椎間板減圧術』【ＰＯＤＤ】（以下、オゾン療法）についてお話ししていきましょう。

　まず、私がなぜオゾンを用いる『オゾン療法』を勧めているか、それは

『副作用も痛みもほとんどなく、外来診療で処置ができ日帰りできる、患者さんにとって負担の少ない治療法』

　だからです。

　私の病院では、1995 年から『腰痛専門外来』を設け、『経皮的レーザー椎間板減圧術』【ＰＬＤＤ】（以下、レーザー治療）を行ってきました。そのレーザー治療とオゾンの治療を併せて行うことも工夫しました。

　現在でも、積極的に海外の治療技術の情報収集と研究を続け、先進技術を持つ海外の病院への研修も実施、常に最新の腰痛治療の実践を行っています。

　私はイタリアに世界的権威の教授を訪ね、日本の医療機関として初めてオゾン療法の詳細な指導を受けてきました。その指導をもとにレーザー治療とオゾン療法の優

れた部分を融合した最新の『ハイブリッドレーザー治療』など、これまで日本になかった腰痛治療法を行っています。

　他の施設で治療困難とされた症例でも、その人の身体的負担を最少限にした治療症例も数多くあります。
　私の病院では、オゾンを使って腰痛以外にも様々な治療を行っています。独自の治療法もあり、改善を希望される場合に適切な方法をアドバイスして治療を行います。それについては後程ご紹介します。

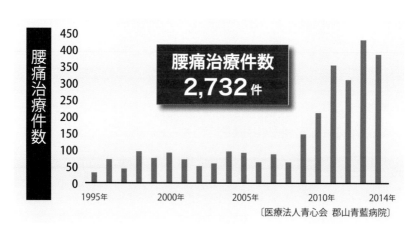

〔医療法人青心会 郡山青藍病院〕

治療の流れ

　腰痛に対するオゾン療法の治療の流れをご紹介しましょう。

　治療の流れは大きく分けて２パターンあります。その違いは、レントゲン・ＣＴ・ＭＲＩ撮影をどこで行うかです。

　私の病院で行う場合は、１日目に診察とＭＲＩ撮影、２日目に手術となります。遠方で何度も足を運ぶのが難しいなどの場合は他院でレントゲン・ＣＴ・ＭＲＩ撮影を行ってもらい、画像を郵送いただきます。予め医師による画像診断を行い、１日で診察と手術になります。

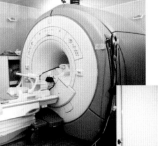

MRI 装置

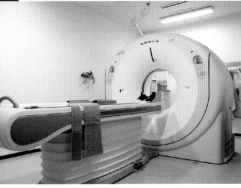

マルチスライス64列CT

手術当日は午前10時頃に受付、10時半頃から手術になります。私の病院では、患部の数により一度に3ヶ所までの治療を行っています。

《オゾン療法もしくはレーザー治療の場合》
　いずれも手術は1ヶ所15分程度です。

《ハイブリッドレーザー治療の場合》
　レーザー治療とオゾン注入を行います。1ヶ所20分程度です。

　手術後2時間ほど個室で安静にしていただきます。まず抗生剤の点滴を行います。1時間くらいで点滴が終わり、食事をしていただいて退院となります。
　手術といっても入院の必要がなく、10時に来院して14時には病院を出ているという、忙しい人にも無理なく受けていただける治療法です。

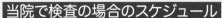

当院で検査の場合のスケジュール
（当院での検査診察の最初のスケジュール）

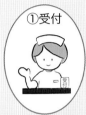

①受付

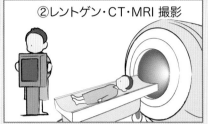

②レントゲン・CT・MRI 撮影

③医師による診察・
　検査結果による
　手術の適応診断

④手術が適応の場合、
　担当医による説明、
　手術日決定

手術決定日のスケジュール　※検査日の翌日ではありません

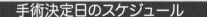

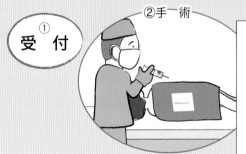

① 受　付

②手　術

オゾン療法もしくは
レーザー治療の場合
　1ヶ所　　15分程度
　2ヶ所　　25分程度
　3ヶ所　　35分程度
ハイブリッドレーザー
　治療の場合
　1ヶ所　　20分程度
　2ヶ所　　30分程度
　3ヶ所　　40分程度

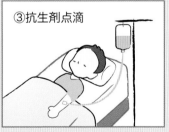

③抗生剤点滴

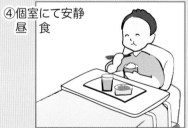

④個室にて安静
昼　食

⑤ 退　院

オゾンを椎間板に注入するとどうなる？

　短時間の施術だと分かって「良さそうだ。詳しく聞いてみようか」と思っていただけたでしょうか。次に皆さんが気になるのは痛みや副作用などのことでしょう。

　その疑問にお答えするために、オゾンについてもう少し説明させてください。少し難しい言葉が出てきますが、がんばって読んでみてください。

　オゾン療法は、酸素から作ったオゾンを細い針を使って悪くなっている椎間板の中に注入します。注入されたオゾンは、椎間板の髄核をミイラ化する働きがあります。そして収縮していきます。このとき、気体なのでオゾンが少し硬膜外腔に漏れてきます。硬膜外にスーッと入るだけで脊髄の液中には入りません。硬膜外腔の中に漏れたものは周辺部の炎症を抑えていき、一石二鳥の仕事をします。オゾン療法は、そういうオゾンの力を借りて腰痛部分を治療すると同時に、周辺組織の炎症を抑えてくれるという２つの力で治療するものです。

　注入してからしばらくは安静に寝てもらい椎間板からすぐにオゾンが逃げないようにします。２時間くらい上を向いて寝てもらい終われば歩いてお帰りいただけます。

　椎間板内に注入されたオゾンは、椎間板内に注入されると細胞の間質液中に溶解してすぐに反応を始めます。活性酸素が発生し、カスケード反応[※7]が起きて『H_2O_2（過酸化水素）』と『ヒドロキシラジカル（悪玉活性素）[※8]』が出現します。

　このヒドロキシラジカルが椎間板の髄核の主成分であるプロテオグルカンやコラーゲンを溶解します。また、オゾンは圧迫された神経と神経周辺の炎症を除去する働きがあるといわれ、疼痛が治まります。

　局所麻酔で行うので針を刺すような感覚はありますが、何かを注入しているんだなというぐらいの感じです。痛みもなく、熱いなどの刺激もありません。オゾンは重い気体なので神経周囲に広がるとき、グッと押されるような圧迫感があるようです。

　いかがですか？　私がオゾン療法を特にお勧めする理由がお分かりいただけたでしょうか？

　次の章では実際の症例をご紹介してもっと身近に感じていただこうと思います。

※7　一度の操作によって3つ以上の反応が次々と起こる反応様式をカスケード反応という。ドミノ倒しのように次々反応が起こりその結果、全体の反応が大きくなる。
※8　ヒドロキシラジカルは活性酸素のひとつで体内を酸化する。他の物質を酸化することによって安定的な水酸化物イオンに変化する傾向が強く、酸化剤として作用する。

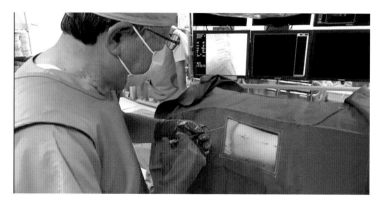

オゾン療法の様子

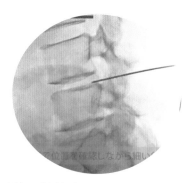

レントゲン透視で位置を確認しながら細い針を椎間板に刺す。

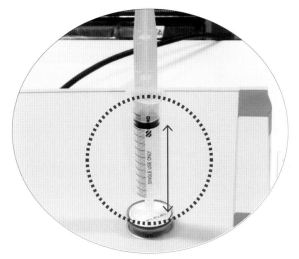

注射器の中でオゾンが発生しているのがわかる。

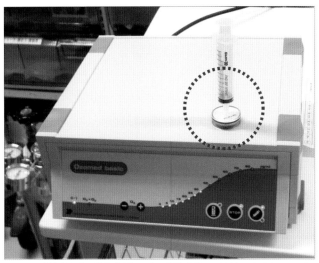

Kastner 社製オゾン発生装置。下には酸素ボンベがセットされている。

手術前

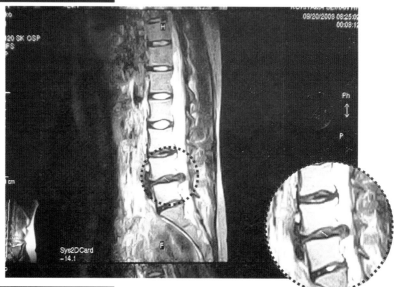

手術後（3ヶ月）

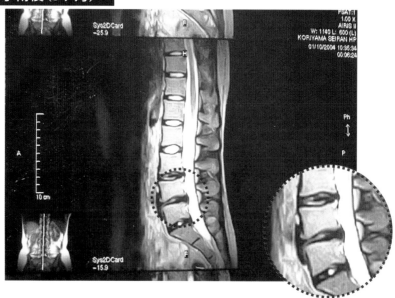

ＰＯＤＤの命名と独自開発する注射針

　日本で腰痛へのオゾン療法を行っているのは私の病院だけだとご紹介しました。それは、腰痛によるオゾン療法を行っていると学会で発表しているのが私だけだからです。

　普及にブレーキをかけている原因の１つに、国内には腰痛へのオゾン療法に使う注射針がない、ということもあるでしょう。もちろん、海外から輸入すれば針は手に入ります。また、今まで行ってきたレーザー治療の針でもオゾンを注入できない訳ではありません。ただ、効率が非常に悪いのです。

　国内の既存の針では、本当の有効性にはつながらないということを現場で実感しています。

　オゾン療法に用いる注射針はレーザー治療の針よりも細く、針先に３ヶ所の穴がある特殊なものです。

　そこで、イタリアで針をもらって帰り研究することにしました。有難いことに当院と取引のある医療機器メーカーが、開発に協力してくれることになり、何度も微調整しながら注射針を開発しています。私の細かい指示に工場の職人さんが１本ずつ作ってくれているまさに職人

芸が生み出す稀有のものです。

　イタリアでお世話になったレオナルディ先生が訪日された際、ハイブリッドレーザー治療を見学され、大変興味深いと私の作った針を持って帰られました。

　私は日本でも１日も早く腰痛へのオゾン療法『ＰＯＤＤ』が認知され、技術を持った医師が増え、多くの人を治療できるようになれば良いと思っています。

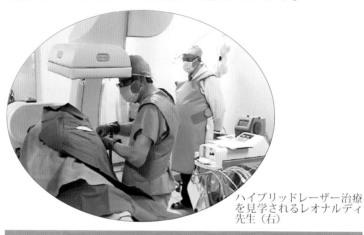

ハイブリッドレーザー治療を見学されるレオナルディ先生（右）

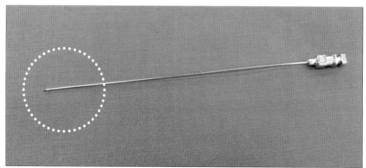

何度も微調整しながら開発している注射針

　私の病院でオゾンを使って腰痛以外に以下のような治療を行っています。独自の治療法もあり、改善を希望される場合に適切な方法をアドバイスしています。

■ オゾンによる血液クレンジング

　オゾンを自家血に入れることで、体調管理や傷病の改善を行います。※ P.58 を参照

■ オゾンによるツボ注射と関節腔内注入

　腰痛、椎間板ヘルニア、腰部脊柱管狭窄症、肩こり、関節リウマチ、五十肩、関節痛（肩・肘・膝）などの痛み、ヘルペス帯状疱疹後遺症。

■ オゾンによる注腸療法

　オゾン発生器で作ったオゾンを管で肛門に入れて、腸の中へ入れる治療。オゾンの代謝物が腸の膜を通り、また一部はリンパ管を通り血液に乗って全身を巡り、症状を改善します。体力のない高齢者や赤ちゃんにも使えます。

　潰瘍性大腸炎、過敏性胃腸炎、クローン病、偽膜性腸炎、末梢血管が細くて確保できない場合の痛みなど改善。

第 4 章

「オゾン療法」症例

オゾン療法症例

　それでは実際にどんな症例でどのように改善された人がいるのか、一部ご紹介しましょう。

症例①　30代後半男性

術前：右下肢痛としびれ。ＳＬＲ検査45°。診断は椎間板ヘルニア。

1ヶ月後：症状は消滅。

〔術　前〕

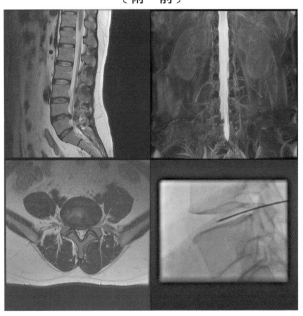

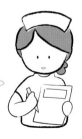

　1番困ることは仕事だということでした。営業事務で外出することもありますが、比較的安静にすることは可能ということでした。最初はレーザー治療のつもりで来院されましたが、オゾン療法の方が費用がかからないということでオゾン療法を選ばれました。1ヶ月後、普通に仕事できているということです。

症例②　60代前半男性

術前：脊柱管狭窄症の診断。間欠性跛行で 20m を 10 分程度でしか歩けなかった。

1ヶ月後：間欠性跛行が半減。長く歩けるようになった。

〔術　前〕

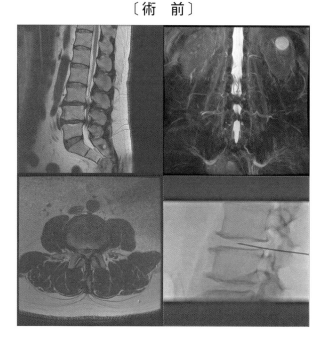

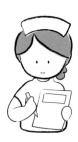

脊柱管狭窄症でヘルニアではありませんでした。間欠性跛行がひどく、激しい下肢痛としびれで歩けなくなっていました。正座の後、しびれて歩けないのと同じ感覚だそうです。術後、歩ける距離が倍くらい伸び、良い結果が出たので積極的に歩くことをされませんでした。脊柱管狭窄症では、痛いからといって歩かないとますます歩けなくなります。歩いて背筋・腹筋をつけることがリハビリの1つになるとアドバイスしました。

症例③　30代後半男性

術前：左下肢痛がひどく仕事ができない状態。ＳＬＲ検査45°。

1ヶ月後：症状50％消失。

〔術　前〕

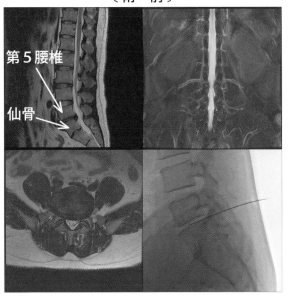

第5腰椎

仙骨

〔術　後〕

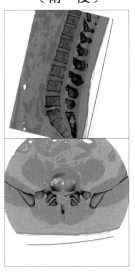

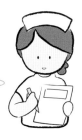

宅配のお仕事で荷物の仕分けを担当されていました。第5腰椎と仙骨の間の椎間板ヘルニアでひどくはありませんでした。ただ、繁忙期で休むこともできず、ハードな仕事のせいで痛みが強くなり、かがむのもつらいとのことでした。仕事に差し障るので日帰りのレーザー治療かオゾン療法を希望されました。術後、痛みはなくなりましたが歩くのがまだ少し不自由とのことでした。"元の仕事ができるか"を基準として重視されたので効果は50％だということです。

症例④　40代後半女性

術前：靴を履く程度の屈伸ができない。立ったり座ったりの動作ができない。右腰痛としびれがある。

1ヶ月後：40％程度改善。軽い屈伸はできるようになった。

〔術　前〕

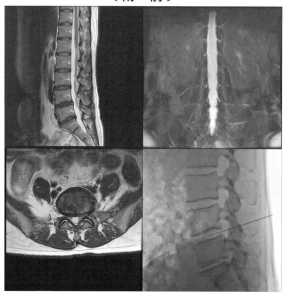

〔術　後〕

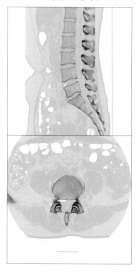

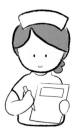

ヘルニアと脊柱管狭窄症がありました。保育士をされていますが痛くて子どもの動きについていけないと来院されました。腰は曲がるのにこむら返りのようになって靴が履けないとのことで、教室から運動場に咄嗟に出られないのが1番困っているとのことでした。術後、痛みはなくなり立ったり座ったりはできるようになりましたが、まだ靴が履けないので40％の効果とのことです。

症例⑤　70代前半男性

術前：ヘルニアと診断されたがメスを使った手術はしたくない。レーザー治療ＰＬＤＤの適用ではなかった。

１ヶ月後：痛みはかなり取れた。80％程度改善とのこと。

〔術　前〕

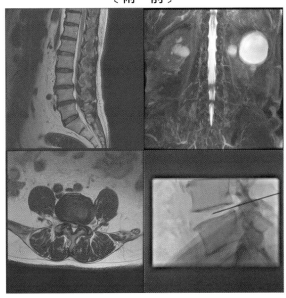

〔術　後〕

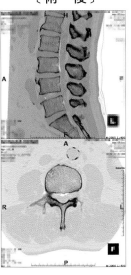

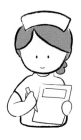

中程度のヘルニアが２ヶ所と脊柱管狭窄症がありました。他病院で２〜３年前から手術を勧められていましたが、拒み続けていたそうです。神経細胞に入りやすいトリガーポイントにプラセンタ注射を10回以上打っていましたが、足にしびれが残っていてもっと良くなりたいというご希望でした。オゾン療法後、痛みは取れたということです。

腸炎へのオゾン注腸療法症例

　私の病院では、オゾンを使って腰痛以外にも様々な治療を行っています。独自の治療法もあり、改善を希望される場合は適切な方法をアドバイスして治療を行います。

　次ページからは、私の病院で行っている腰痛以外の症例もご紹介しましょう。『血性下痢を主訴として入院となった腸炎に対するオゾン治療の経験』として平成28年6月に奈良の救急医学会で私が発表した症例です。ご紹介した症例は、いずれも一般的治療を行わずにオゾン注腸療法のみを行いました。

　オゾンの持つ作用は本当に人体に有効で素晴らしいものです。潰瘍性大腸炎など大腸の病気にも有効です。この病気は安倍晋三首相を悩ました病気として有名ですね。

　様々な病気で苦しい思いをされている人たちの、少しでも参考になればと思います。

　興味を持たれたら、ぜひオゾン療法を治療の選択肢に入れてください。（腰痛以外ならオゾン療法をされている病院は全国にあります。お住まいの地域で探して1度お話だけでも聞かれることをお勧めします。）

症例①　84 歳　男性

　平成 27 年 7 月 24 日、他病院でクロストリジウム腸炎で治療していたが、薬の処方により落ち着いていたため老健施設へ入所。8 月 4 日出血を伴う下痢と発熱が出現し、当院へ入院となる。

　8 月 5 日大腸ファイバーを施行→偽膜性大腸炎と診断、CD 検査未施行。翌日から初回：20μg /dℓ× 100㎖× 1 回。2 回目以降：30μg /dℓ× 100㎖× 2 回、3 回 /週を 2 週間　合計 10 回施行。

　結果：内視鏡で改善を認めた。

平成 27 年 8 月 5 日　大腸ファイバー

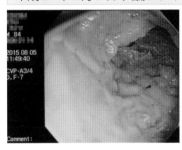 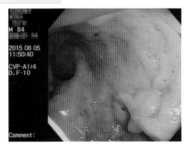

平成 27 年 8 月 29 日　大腸ファイバー

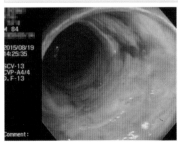 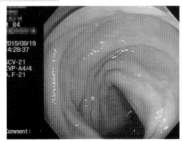

症例② 85歳 男性

　平成27年8月31日誤嚥性肺炎にて治療中、血性下痢が出現。左下腹部に軽度圧痛を認め、活動性のCD感染による偽膜性腸炎と診断され、投薬治療開始。その後長期療養のため平成27年10月5日当院へ転院となる。血性下痢が時々出る状態が続く。（CDトキシン陽性）

　転院翌日より内服薬を中止し、オゾンによる注腸療法を開始。30μg/dℓ×100mℓを2回毎日注入、2週間施行後、週に1回合計13回施行。

　結果：内視鏡では偽膜性腸炎の所見は認めなかった。

平成27年11月10日 大腸ファイバー

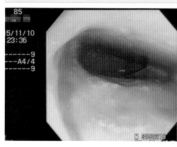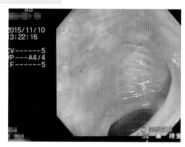

症例③ 31 歳 男性

28 歳のときに下血が出現。近所の病院を受診し潰瘍性大腸炎（直腸型）と診断され薬を服用。平成 27 年 8 月中旬、下痢に血液が混入したため当院にてオゾン療法を開始。

週 2 回 オゾン 30μg / dℓ × 100㎖を 2 回注入、合計 20 回施行。

結果：翌年 1 月 20 日大腸ファイバー施行し、内視鏡で直腸〜 S 字結腸部分は正常粘膜であった。

平成 28 年 1 月 20 日 大腸ファイバー

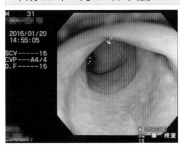 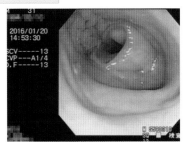

症例④　63歳　男性

　平成28年3月28日統合失調症で精神科病院に入院中、朝突然血性の下痢が出現したため、救急来院。入院となった。平成28年3月30日よりオゾンによる肛門からの注入療法開始30μg／dℓ×100mℓを2回注入、週3回合計6回施行。

　結果：平成28年4月13日の大腸ファイバーの所見で良好な改善を認めたため、精神科病院に転院となった。

平成28年3月29日　大腸ファイバー

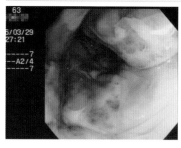
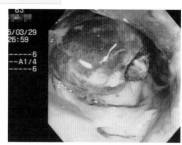

平成28年4月13日　大腸ファイバー

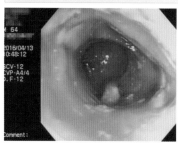
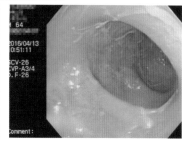

症例⑤　87 歳　男性

　平成 28 年 4 月 1 日トイレに行こうとして転倒。左大腿骨骨折で手術、リハビリ中、平成 28 年 5 月 10 日大量の下血を認め、緊急内視鏡検査を行い、直腸に潰瘍形成を認めた。

　オゾン注腸療法を開始。30μg／dℓ× 100mℓを 2 回注入。週 3 回を 2 週間合計 7 回施行。

　結果：平成 28 年 5 月 25 日内視鏡で治癒を確認した。

平成 28 年 5 月 11 日 大腸ファイバー

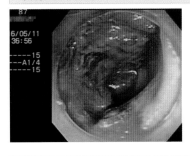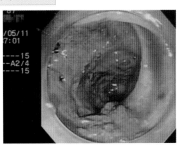

平成 28 年 5 月 25 日 大腸ファイバー

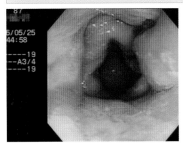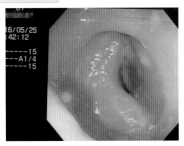

第 5 章

「腰痛体操」のススメ

「腰痛体操」をオススメします

　治療でせっかく良くなった腰痛が再発しないように、また腰痛の予防にもオススメしている『腰痛体操』があります。

　朝、すぐに起き上がったり、顔を洗おうとして前かがみになったときに腰を傷めたという経験は多かれ少なかれ皆さんあるのではないでしょうか。これは、寝ていて休んでいた筋肉が動作についていけないために起こります。血液の流れも良くないので、東洋医学では血が澱んでいる状態 "瘀血" といいます。この「あいたた……」は、目覚めたときに布団の中で腰痛体操をすることで予防することができます。この腰痛体操を行うと、血液の流れが良くなって腰を傷めにくくなるのでぜひ起床時の習慣にしてください。

　日中もかがんだり物を持ち上げるときはひざを落とすなど、少し注意するだけで腰痛発生率は減少します。腰に負担がかからないような動作を心がけましょう。これを怠ると腰にすごく負担がかかり「あいたた……」となってしまいます。

　お相撲さんの四股踏^{しこ}みを見たことがありますか？

　相撲の力士の立ち合いで見られる、膝を開いて腰を深く下ろした座法を"蹲踞^{そんきょ}の姿勢"といいます。これは、腰が安定していないとできません。実際にやってみると、自分の腰が安定しているかどうかがわかります。鍛えられた体幹で行う軸のブレない四股踏みは究極のスクワットといえるのです。

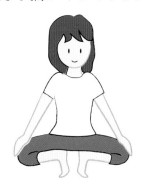

※腰痛体操実施上の注意

　腰痛のある人は実施する前に必ず医師に相談してください。

　違和感があるときは直ちに中止してください。

　全身に重い病気のある人や、少し動いても息切れ・立ちくらみ、冷や汗を流す人、その他医師から安静を勧められている人は行わないでください。

　実は、腰のことだけを考えるとラジオ体操は適していないのです。ご注意ください。

まず、布団の中で腹式呼吸を２回行います。これは「今から動かしますよ」という今まで眠っていた体へのお知らせサインです。

　①〜④を２回ずつ行い、ゆっくり立ち上がって⑤で終了です。この体操をすることで眠っていた体が動き出す準備ができます。

①基本姿勢

　ゆったりあおむけになり、ひざを立ててゆっくり腹式深呼吸。２回。

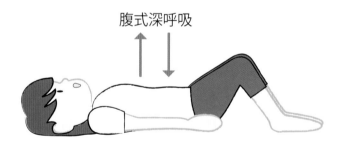

腹式深呼吸

②起き上がり

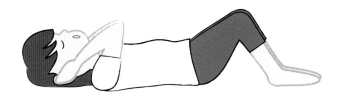

①ゆっくり上体を起こして途中で自分のお腹を見るよう
　に約5秒止める。

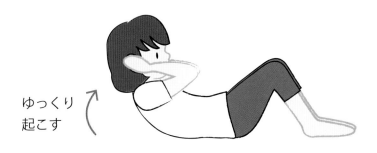

ゆっくり
起こす

②ゆっくり戻ってもう2回腹式呼吸をする。

ゆっくり戻る

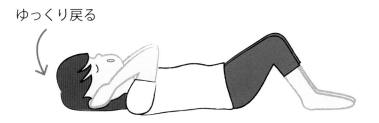

③スクワット

①両手を腰に当て、腰を握りこぶし 1.5 個分持ち上げる。

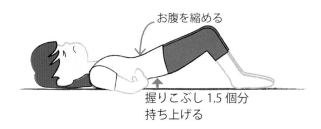

お腹を縮める

握りこぶし 1.5 個分
持ち上げる

②上下にスクワットを 15 ～ 20 回。

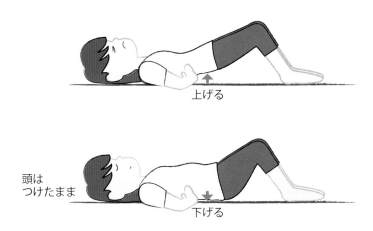

上げる

頭は
つけたまま

下げる

④両足かかえ

　両ひざを同時に脇の下に抱え込むように背中を曲げて、股を開きながら膝が脇の下へつくように引きつける。約8秒間停止する。

両膝を同時に脇の下に
抱え込む

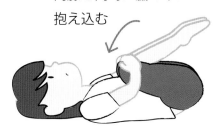

股を開きながら
膝を脇の下へ
つくように引きつける

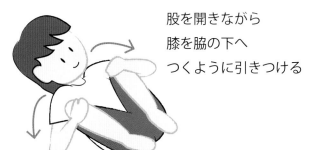

⑤しゃがみ

次は立ち上がって行う体操です。

両足を肩幅くらい開いて、手を後ろにして背筋を伸ばしたままかかとを床から離さずにゆっくりしゃがむ。スクワットの要領で5回行います。

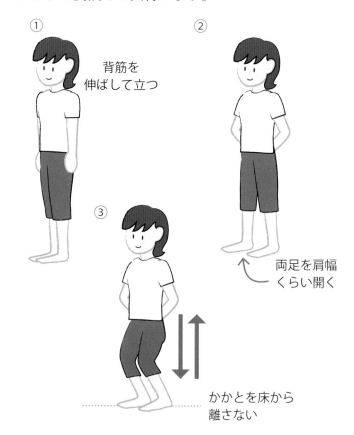

① 背筋を
伸ばして立つ

②

③

両足を肩幅
くらい開く

かかとを床から
離さない

　他に、骨を強化し、足腰の筋肉を強化できる腰痛に効果的な次のような体操もご紹介しましょう。簡単な方法なのでこれもオススメです。

番外編：フラミンゴ療法

　1日1〜3回、1分間片足立ちをする。これは1時間の歩行に相当します。

　ふらついたり、足腰に自信のない人は横にイスを置いてつかまるなど安全に注意して行ってください。

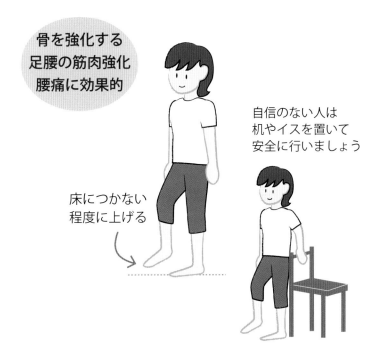

骨を強化する
足腰の筋肉強化
腰痛に効果的

自信のない人は
机やイスを置いて
安全に行いましょう

床につかない
程度に上げる

伸びっこ体操

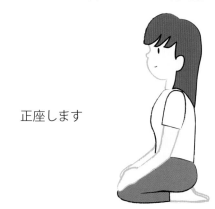

正座します

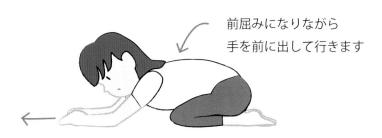

前屈みになりながら
手を前に出して行きます

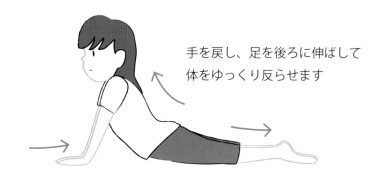

手を戻し、足を後ろに伸ばして
体をゆっくり反らせます

おつかれさまでした!!

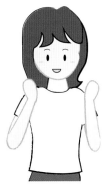

あとがき

「病むは人なり　医も又人なり　人と人なり」この言葉から私の医の道は始まっています。

医療を受けるのは人であり、その人は体も心も病み、信頼する医療を望んでいます。医療を行うのも人であり、切磋琢磨した技術と奉仕する心で臨まなければなりません。この受ける人と提供する人との信頼関係と尊敬の中で医療は成り立っています。「それを基本として仕事をしていこう、そのためには切磋琢磨して技術を身につけなければならない。尊敬され、信頼される人間になっていかなければならない」私はいつもそう思って日々研鑽しています。

腰痛に対する治療法は進化しています。ご紹介した『オゾン療法』は全ての人に適応するものではありませんが、もし受けることが可能だと診断されたら、オゾンの力を信じて選択肢のひとつとしてぜひ試していただきたいと思います。

副作用も痛みもほとんどなく、日帰りのできる『オゾン療法』は明日からの生活を明るく活動的なものへと変えてくれるでしょう。

　オゾンが人体にもたらす有益な作用で、腰痛だけでなく様々な病で苦しんでいる人たちの希望の光のひとつとなることを願ってやみません。そのためにも日本でも積極的に治療に取り入れられるよう、医学界の認知と理解の向上が進むことを望みます。

　ひとりでも多くの腰痛で苦しむ人たちがオゾン療法で日々の不自由から開放されるよう、私も更なる優れた治療法を確立するよう研鑽を続けてまいります。

　最後に、この本を刊行するにあたりイタリアのベラーリア病院のレオナルディ先生に大変貴重なデータを提供していただきました。本当にありがとうございました。

　平成29年3月
　　　　　　郡山青藍病院名誉院長　総合診療科
　　　　　　医学博士　野中　家久

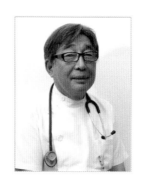

野中　家久（のなか　いえひさ）

医学博士 / 総合診療科医 / 郡山青藍病院 名誉院長
昭和 42 年 徳島大学医学部卒業
昭和 43 年 大阪大学医学部附属病院第二外科入局
昭和 59 年 医療法人 青心会 理事長・郡山青藍病院 院長
平成 　9 年 医療法人 青心会 老人保健施設ピュアネス藍開設同施設長就任
平成 29 年 医療法人 青心会 理事長・郡山青藍病院 名誉院長就任

（兼務する主な役職）
奈良県病院協会理事
奈良県老人保健施設協議会　理事・リハビリ分科会委員長
奈良県救急医学会理事　等

「病むは人なり　医も又人なり　人と人なり」を理念に、地域に密着した医療に取り組む。『オゾン療法』に早くから注目、積極的に治療法に取り入れてきた。特に腰痛に対するオゾン療法は高い成果をあげ、腰痛に苦しむ人たちを日々改善に導いている。ＰＯＤＤの命名者。

【資　　格】
医学博士　外科専門医　日本医師会スポーツ認定医
日本医師会認定産業医　麻酔科標榜医
日本臨床抗老化医学会認定医
ニュートリションサプリメントアドバイザー認定医
【所属学会】
日本外科学会　日本救急医学会
日本臨床救急医学会　日本臨床抗老化医学会
日本骨折治療学会　日本整形外科学会

オゾン療法による腰痛治療＜改訂版＞

2021 年 3 月 22 日　改訂版第 1 刷発行

著　　　者　野中　家久

発 行 者　金井　一弘
発 行 所　株式会社　星湖舎
　　　　　　〒 543-0002
　　　　　　大阪市天王寺区上汐 3-6-14-303
　　　　　　電話 :06-6777-3410　FAX:06-6772-2392

編集＆制作　bluemoon
イラスト　林　のりこ
　　　　　　もろずみ　としよ（骨断面図）
印刷・製本　株式会社　国際印刷出版研究所